LETTRE

D'UN

MÉDECIN DE CAMPAGNE

A

MM. LES ÉTUDIANTS

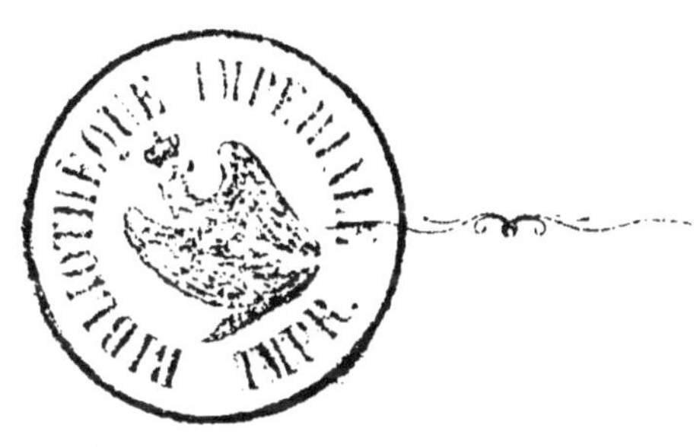

LIBRAIRES-ÉDITEURS

MONTPELLIER	PARIS
C. COULET	Adrien DELAHAYE
Grand'rue, 5.	Place de l'École-de-Médecine

1868

LETTRE

D'UN

MÉDECIN DE CAMPAGNE

A MM. LES ÉTUDIANTS

MESSIEURS ,

Mon nom.... pourquoi vous le dire?.... Le lot du médecin de campagne est de vivre ignoré dans le fond de sa vallée, enseveli dans ses montagnes : laissez-moi donc jusqu'à la fin rester ce que je suis.

Mon pays..... ah! vous le connaissez tous. Si je vous dépeignais son site pittoresque, son ciel bleu, ses collines boisées, le clocher de sa vieille église, il n'en est pas un de vous, Messieurs, qui, né à la campagne, ne s'écrierait : « C'est là ma terre natale! »

Mon âge?... il y a quelque vingt ans, j'étais *étudiant* comme vous. Comme vous, je frisais ma moustache blonde ; comme vous, j'ai eu mes heures de plaisir, mes moments de lassitude et de tristesse ; comme vous, j'ai veillé, j'ai travaillé ; comme vous, enfin, j'ai rêvé, j'ai espéré.... Et maintenant que ma barbe est grisonnante, que mes cheveux blanchissent, que j'ai vu tomber une à une toutes mes illusions de gloire et de fortune, j'aime encore à me rappeler ces jours heureux où j'avais la gaieté insouciante de votre âge, où j'avais l'immense avenir devant moi ; ces veillées consacrées à l'étude, ces soirées passées ensemble, avec quelques condisciples, pour fêter le succès de l'un d'eux. Oui, du fond de ma solitude, j'aime à reporter mes regards vers ce passé : il me semble encore voir d'ici des visages aimés, tantôt penchés sur les tables d'amphi-théâtre, à la pâle lueur des lampes; tantôt (je puis bien le dire sans que l'on m'en fasse un crime, n'est-ce pas ?) au travers de la fumée du tabac, au milieu du choc des verres, des saillies et des rires bruyants, je crois les apercevoir, venant se reposer un instant des travaux de la journée, et donnant un libre cours à leurs folles pensées de jeunesse...

Il connaît mal la vie, Messieurs, celui qui n'a pas vécu de la vie d'étudiant. *Etudiant!*..... Que ce mot évoque de souvenirs !... Le collégien le prononce tout bas avec un ardent désir ; la mère de famille souvent non sans terreur ; le vieux praticien jamais sans re-grets.... Ce mot ! il rappelle toutes les nobles aspira-tions de la jeunesse ; — il rappelle cette vie en commun, ces compagnons de nos joies et de nos travaux , ces amitiés franches et solides, amitiés qui adoucissent la rudesse des études , et qui , de tous les souvenirs , sont encore les derniers qui charment notre vieillesse; — il rappelle tous ces élans généreux du cœur, tous ces rêves caressés avec espoir , enfin tout ce qu'il y a d'ivresse répandue dans ce nom : la liberté !...

O fortunatos nimium.....

Depuis cette époque, Messieurs, que d'épreuves dures et cruelles j'ai essuyées ! que de tortures, que de souffrances cachées !

Si l'un de vous a le courage de lire ces quelques pages de la vie d'un praticien ; si celui-là est, comme moi , fils d'un médecin de campagne, oh ! alors il se rappellera les longues causeries du soir, en famille , lorsque son père lui disait ses déceptions nouvelles , son amour-propre froissé ;..... et celui-là sera obligé de reconnaître que *mon histoire* a plus d'un point de similitude avec ses souvenirs.

Vous ne m'accuserez pas, Messieurs, d'écrire sous l'influence d'aucune passion récente, quand vous saurez que, depuis quelques années déjà, j'ai complètement renoncé à l'exercice de notre art. Ce n'est pas que je croie avoir suffisamment fait preuve de dévouement et d'abnégation ; ce n'est pas non plus (est-il besoin de vous le dire ?) que je suis parvenu à faire fortune, si je puis me servir de l'expression vulgaire. Hélas !

aurais-je jamais pu me reposer en approchant vers le soir de ma vie, si je n'avais pu compter sur les revenus d'un modeste patrimoine ?... Combien sont rares et privilégiés les médecins de campagne qui, sans aucun legs de famille, ont su mieux faire et ont pu envisager d'un œil calme et tranquille les derniers jours d'une existence dignement remplie !..... — Mais j'ai ruiné ma santé en voulant conserver celle des autres ; et maintenant que je pense avoir satisfait à la tâche que Dieu m'avait imposée, je laisse à d'autres le soin de la poursuivre.

Peut-être, dans ces notes que j'ai rassemblées à votre intention, pourra parfois percer le cri d'un cœur autrefois profondément ulcéré. Cependant, autant qu'il me sera possible, je laisserai ma plume obéir à l'impulsion de mes souvenirs, *sinè amore, sinè odio*...

Je n'ai pas d'autre but, Messieurs, en vous montrant le mauvais côté de la pratique du médecin de campagne, que celui de vous prémunir contre les déceptions, afin que vous soyez moins douloureusement frappés, lorsque ce jour sera venu. N'est-il pas vrai que, quand on les prévoit, les coups du sort semblent moins cruels, et que leur choc en est pour ainsi dire amorti ?

Et d'abord, Messieurs, vous me demanderez pourquoi j'ai voulu être, pourquoi j'ai voulu rester médecin de campagne?.... Eh! ne l'est pas qui veut:

C'est un métier difficile.....

Il faut posséder la force, la vigueur ; il faut être de bonne heure habitué aux courses longues et pénibles, à la rigueur des saisons ; il faut avoir assez de puissance sur soi-même pour se mettre au-dessus des mesquineries sans nombre qui surgissent chaque jour sous vos pas. Et puis, par-dessus tout, il faut aimer son pays. Vous le savez comme moi, Messieurs,

A tous les cœurs bien nés que la patrie est chère.

Si donc j'ai établi ma tente dans ce pays ignoré, c'est que j'y suis né, c'est que j'y ai grandi ; c'est que là, il n'est pas un chemin que je n'aie parcouru, il n'est pas un arbre, pas un buisson qui ne me rappelle un souvenir de mon enfance ; là, mon âme a ressenti les premières sensations de joie et de tristesse ; là, le toit paternel me fait songer aux soirées d'autrefois, au foyer autour duquel je vois maintenant des places vides... C'est là que, depuis trois générations, le fils a succédé au père dans l'exercice de la médecine. J'étais ce que l'on appelle un enfant du pays ; n'est-il pas alors naturel que j'aie cherché à continuer l'œuvre commencée par mes pères?....

Mais un affreux malheur vint troubler mon existence. Deux ans avant l'achèvement de mes études médicales, mon père fut prématurément ravi à ma tendresse.

........Pendant que je finissais mes cours, que je gravissais pas à pas cette pénible échelle au bout de laquelle se trouve ce diplôme de docteur si vivement désiré, combien les jours me parurent longs !.... J'avais hâte de revenir prodiguer mes soins et ma peine à ceux qui vivaient sous le même ciel qui m'avait abrité. Ce fut toujours mon plus ardent désir, et jamais projet ne fut poursuivi avec plus de persévérance et de courage. Je me disais qu'un nom qui avait été noblement porté, aimé, estimé de tous, loué et regretté, serait pour moi une bienheureuse entrée dans la vie sociale.....

Autres temps, autres mœurs !....

Quand je revins, on ne parlait déjà plus du père, qui, pendant trente ans,

> ... Jour et nuit chevaucha sur les sentiers du mont,
> Partout où l'appelait quelque voix de détresse.....

On avait oublié le père, dis-je; on reconnut à peine le fils. Quelques amis restés fidèles seuls se tournaient encore vers moi. — On eût dit que je venais occuper une place qui appartenait à autrui. — Quoi donc avait suffi pour produire un pareil changement ?... Un étranger, venu depuis six mois à peine, avait fait oublier soixante années de services et de dévouement... O versatilité des passions humaines !

Ce fut là, Messieurs, je vous l'avoue, un terrible coup porté à mon jeune cœur. La longue chaîne de mes illusions commençait à se briser, anneau par anneau.

Bien plus, des jaloux (qui n'en a pas?) s'étaient plu, avant mon arrivée, à répandre ce bruit, que *je n'avais été reçu médecin que par faveur; que du reste je ne pouvais jamais être autre chose qu'un officier de santé?...* que sais-je encore?—Que leur avais-je fait? Je l'ai toujours ignoré. Mais j'ai mieux aimé croire qu'ils n'avaient été que les échos d'un homme intéressé à me dénigrer, que de croire à leur méchanceté propre. Car le paysan est d'une nature paisible; cependant il se laisse facilement entraîner quand on flatte sa vanité et son orgueil; il se fait alors volontiers l'instrument d'un parti, parce qu'on l'a convaincu que ce parti ne peut exister ni triompher sans lui; et, chose qui peut paraître surprenante à celui qui n'a pas vu par lui-même, il s'attache, non pas à un parti qui préconise une action généreuse à faire, mais à un parti qui veut dominer en frappant son adversaire par derrière, je veux dire en répandant contre lui le mensonge et la calomnie.

..... Tout cela m'était d'autant plus sensible que j'étais jeune encore et n'avais pas eu le temps de connaître les hommes.

J'étais jeune, dis-je. Ce fut là encore un de mes défauts. Mon âge inspirait peu de confiance au public, qui juge trop souvent au premier coup d'œil de la science du médecin parce qu'il a les cheveux rares ou qu'il porte des lunettes, et dont le jugement est d'autant plus à craindre qu'il est plus ignorant et d'une incompétence radicale. — Eh bien ! il était là, ce juge bienveillant, attendant mon premier essai, comme si de lui allait dépendre l'avenir. — Si mon premier malade eût été atteint d'une plaie pénétrante de la poitrine ou d'une congestion cérébrale, et qu'il eût succombé, comme il n'arrive que trop souvent en pareils cas, j'eusse passé pour le charlatan le plus ignare qui eût paru depuis les temps anciens. Se fût-il agi, au contraire, de faire l'ablation d'un lipôme situé au dos, par exemple, comme l'opération n'est pas d'une longue durée, et qu'elle n'est pas ordinairement accompagnée d'une hémorrhagie considérable, j'eusse été certainement regardé comme une des gloires de la chirurgie moderne.... *Proh pudor !...*

A ce propos, je raconterai qu'un de mes amis, ancien interne distingué et lauréat des hôpitaux, fixé à quelques lieues de là, vit succomber d'une manière vraiment malheureuse ses deux premiers malades, dont l'affection avait déjoué tous les efforts de la science : il s'agissait, je crois, d'une péritonite puerpérale et d'une fièvre typhoïde. A partir de cet instant, la confiance du public se retira, et notre jeune docteur fut obligé de s'expatrier.

Quoi qu'il en soit, le sort sembla favoriser mon début dans la pratique médicale. Je fus prié de me rendre dans une des familles les plus pauvres et les plus dénuées de ressources : le chef de la famille avait ce qu'il appelait *un chaud et froid* : c'était bel et bien une pneumonie. Je tremblais pour lui, vu le manque de soins et les mauvaises conditions dans lesquelles il se trouvait; il se rétablit cependant. Par quel prodige?.. Je lui avais rendu quelques visites ; Dieu, puis le pharmacien, avaient fait le reste. — Cet homme fut plus tard un de ceux qui mirent le plus d'acharnement à me susciter des ennemis.... Mais n'anticipons pas.

Peu à peu je comptai quelques partisans. Et quand, le soir, je rentrais accablé de fatigue, je souriais malgré moi en entendant ma vieille gouvernante (il faut qu'elle soit vieille) me répéter, en les commentant, les commérages surpris de sa fenêtre : celle-ci préférait l'ancien, celle-là aimait mieux le nouveau....

J'eus d'abord la visite de tous les incurables. *L'autre*, me disaient-ils dans un langage peu charitable , et croyant par là me mieux disposer à leur égard, *l'autre n'avait rien connu à leur mal.* Pouvais-je faire davantage? Je me contentai de les consoler et de les encourager de mon mieux. — Puis vinrent ceux qui avaient jugé plus économique de ne pas payer les soins qu'ils avaient reçus de l'autre médecin.... (ce n'était certes pas la partie la mieux composée de la paroisse). Je compris que devais payer le même tribut que mon confrère. — D'autres enfin suivirent : je n'étais peut-être pas plus habile que l'ancien, mais j'étais nouveau;

en cela consistait tout mon mérite.... Peu à peu on ne parla pas davantage du nouveau que de l'ancien, de l'ancien que du nouveau. C'est le sort réservé à toutes choses.

Je ne vous ferai point, Messieurs, marcher pas à pas au milieu de ces incidents qui se renouvellent chaque jour. Je veux passer en revue, d'une manière aussi rapide que possible, les points les plus saillants, et qui peuvent offrir le plus d'intérêt dans la vie pratique du médecin de campagne.

Une des premières déceptions que j'éprouvai, fut de ne pas rencontrer une intelligence qui sympathisât avec la mienne. En effet, parmi ce que le peuple appelle *les bourgeois*, il y avait bien un notaire, un juge de paix, un percepteur, etc.; tous hommes instruits et recommandables, la plupart pères de famille et anciens amis de mon père, ils m'accueillirent, je l'avoue, avec des marques non équivoques de sympathie et d'intérêt. Mais ils m'avaient connu tout enfant : auprès d'eux mon titre de docteur perdait, pour cette raison, un peu de son prestige ; et puis, une grande différence d'âge existait entre eux et moi, et nous faisait juger d'une manière diverse et des hommes et des choses. Durant les longues soirées d'hiver, ils restaient dans leur intérieur, et moi, j'étais seul au coin du foyer. C'est alors surtout, Messieurs, que je songeais à mon isolement, à ma vie d'étudiant, à mes anciens condisciples, et que je regrettais le passé. Qu'il m'eût été doux alors de presser la main d'un ami, de reprendre avec lui nos causeries, nos discussions ; d'entendre sa voix connue endormir les vagues tristesses de mon âme, et faire renaître sur mes lèvres mes joyeux rires d'autrefois !

Je n'avais pour toute consolation que la lecture de la *Lancette française* et de mes auteurs classiques ; et ce fut seulement alors que je compris tout le charme que le travail apporte dans la solitude.

J'avais cru aussi trouver dans le maire, dans le curé, des hommes avec lesquels j'eusse pu entretenir des relations faciles et agréables, et dont l'intelligence et les efforts, unis aux miens, eussent tâché d'améliorer certains côtés de l'existence de la classe pauvre.... Mais je ne les connaissais pas : ils ne ressemblaient point à ce que je m'étais imaginé ; ils ne répondaient nullement à l'idée qui se rattache généralement aux curés et aux maires des campagnes.

Le curé, tout intelligent qu'il pût être, ne le laissait pas paraître. Il sortait rarement du presbytère ; mais (s'il fallait en croire la rumeur publique) il s'occupait plutôt à lire *le Constitutionnel* qu'à commenter les mandements de son prélat. Il n'obsédait pas de ses visites les indigents de sa paroisse, et, de tous ceux que j'ai connus depuis, ce fut le seul que je ne rencontrai jamais au chevet d'un malade, le consolant et l'encourageant de sa parole sainte.

Quant au maire, il était de cette race de paysans ignorants et orgueilleux ; disant *nous* en parlant de lui, comme autrefois les consuls romains ; mêlant son écharpe municipale partout et à propos de tout ; ayant déclaré guerre ouverte à tout ce qui était *bourgeois* et qui ne frayait point avec lui ; croyant avoir bien dit et s'applaudissant toutes les fois qu'il avait parlé. Ce qu'il y avait de plus ridicule en sa personne, c'est qu'il se prenait au sérieux...... Il fallait le voir, le jour, fouettant ses chevaux, et, le soir, dans un cabaret enfumé, entouré de ses conseillers, esprits meilleurs mais craintifs, et qu'il dirigeait à sa guise ; il fallait l'entendre, dis-je, fustigeant de ses paroles avec non moins d'ardeur ceux qui avaient eu le malheur de lui déplaire, *inter quos ego*.....

Oui, Messieurs, j'encourus sa disgrâce pour n'avoir pas voulu accepter à boire dans une auberge, peut-être aussi pour avoir souri quand on me répéta son discours prononcé dans une distribution de prix!..... Ce que j'admirai du moins en lui, c'est qu'il se montra ouvertement mon ennemi : ceci le relevait à mes yeux. Mais que penser d'un magistrat qui va partout, attisant les passions, suscitant des haines, se livrant à tous les emportements d'une nature inculte et grossière, et forçant pour ainsi dire l'opinion, en menaçant de son autorité?....

Cette lutte, Messieurs, si fréquente dans les campagnes, peut paraître redoutable à des esprits pusillanimes. Mais si le peuple plie sous cette autorité, ce n'est pas qu'il soit par elle influencé ou convaincu ; et s'il marche dans la voie qu'elle lui trace, c'est que parfois il a besoin d'elle, d'une signature, par exemple. Du moment où il est remplacé dans ses fonctions, l'ancien maire est d'autant plus vite oublié par le peuple qu'il a été plus rapidement son fétiche la veille, — Ceci est une histoire de tous les jours.

Voilà, Messieurs, ce qui existait il y a de longues années, alors que je débutai dans la carrière. Aujourd'hui je ne sais plus, je ne veux pas savoir quel est celui qui est maire, ni quel est le curé ; j'ai bien assez à m'occuper de savoir si le baromètre monte ou descend, et de soigner mes rhumatismes gagnés à courir dans la neige et dans la boue, en bravant le vent et la pluie.

Ce sont là sans doute des difficultés qui pourront entraver vos premiers pas ; mais ce ne sont pas celles qui font souffrir davantage : car il n'y a que les petits esprits qui puissent être sensibles aux injures venant de petites gens.

J'avais longtemps cru, moi aussi, Messieurs, que la venue d'un médecin dans un village qui en était dépourvu, ou dans lequel un praticien âgé ou malade réclamait l'assistance d'un aide, était regardée comme un bienfait, était saluée par les plus vives sympathies... Je me suis étrangement trompé. — Le paysan n'a jamais compris, ou du moins n'a jamais voulu comprendre que l'exercice de la médecine est un sacerdoce. Il s'imagine que c'est un genre de négoce, et, faut-il dire le mot? que le médecin vient chez lui pour l'exploiter. Oui, Messieurs, il le regarde presque comme venant spéculer sur les maux qui l'accablent. — Il croit aussi que le médecin s'est réfugié chez lui, comme s'il était indigne d'occuper un autre poste, comme s'il trouvait là sa seule chance de salut ; enfin, il le regarde comme d'une science bien inférieure à celle du médecin des villes, ce qui est fort peu flatteur pour nous, disons-le en passant.

Voilà, Messieurs, tout autant de questions délicates à traiter.

La dignité de notre profession me défend de chercher seulement à m'expliquer sur le premier de ces préjugés stupides. — Quant au second, je dirai que, si le nombre des médecins va croissant de jour en jour, il est loin d'être suffisant pour répondre à tous les besoins. Je n'en veux pas d'autre preuve que ces annonces insérées si souvent sur les feuilles de la presse médicale et sur les journaux des localités : ici l'on offre à un jeune docteur une somme fixe pour l'encourager ; ailleurs ce sont d'autres avantages. Dans mon village, jamais aucune offre ne m'a été faite, quelque minime qu'elle pût être, ni à moi, ni à aucun de mes prédécesseurs ; je souhaite un meilleur sort à ceux qui nous succéderont.

Je n'aborde qu'avec une certaine crainte le troi-
sième préjugé, car il faudrait une plume mieux exercée
que la mienne pour défendre, d'un côté notre amour-
propre froissé, et pour ménager, de l'autre, de justes
susceptibilités… Quoi qu'il en soit, nos confrères des
cités peuvent, sans déroger à leur dignité ni porter
aucune atteinte à leur mérite, convenir avec moi que
le jour où nous prêtons le serment d'Hippocrate, nous
possédons tous ou presque tous, à part quelques na-
tures privilégiées, à peu près le même degré de science
et d'instruction. N'avons-nous pas puisé la science
aux mêmes sources ? n'avons-nous pas suivi les mêmes
cours, écouté les mêmes maîtres, subi les mêmes épreuves ?

Ce jour-là, le jeune docteur interroge l'horizon : Où
plantera-t-il sa tente ? quelle décision prendre ? Souvent alors il voudrait revenir sur ses pas : il est arrivé
à ce moment de sa vie qui va décider de son avenir.
Et que de fois, ne pouvant suivre son libre arbitre,
n'est-il que l'esclave des circonstances !… Tel qui n'a
qu'un talent médiocre sera un jour, par la force des
événements, comblé d'honneurs et de richesses. Tel
autre, au contraire, à qui des couronnes et des succès
prédisaient un brillant avenir, se verra obligé d'enfouir
dans la solitude et son mérite et son intelligence, qui
semblaient l'appeler à d'autres destins. — Celui-ci se
fixera dans une grande ville : son père lui a préparé
une clientèle choisie, ou bien il sera patronné par une

célébrité. Celui-là, renonçant momentanément à la pratique , se livrera jusqu'à la maturité aux travaux du cabinet, ou bien il suivra la clinique des hôpitaux, et, à quarante ans, il sera professeur. Cet autre, plus modeste, évitant ces luttes plutôt qu'il ne les redoute, ou bien obéissant à des raisons d'intérêt, à des liens d'affection , reviendra dans son village.

N'est-ce pas ainsi, Messieurs, que les carrières se dessinent ?

Je m'empresse de féliciter ceux à qui la fortune ou des circonstances particulières permettent de débuter dans la carrière de la médecine pratique au sein d'une grande ville. J'applaudis de toute mon âme à leur énergie, car je sais que percer au milieu de la foule des jeunes aspirants et se mettre en évidence , n'est pas une médiocre entreprise. Je ne puis que les encourager, car je sais aussi quelles longues années d'inaction , quels obstacles attendent là le jeune médecin , pour le jeter dans des perplexités qu'augmente encore le doute désolant de l'avenir.

Je m'incline à mon tour devant ces intelligences d'élite qui, se faisant les esclaves de la science , arrivent un jour à revêtir la toge universitaire, juste récompense du mérite. A eux les honneurs ! à eux la gloire ! la renommée ! — Mais c'est là le petit nombre. *Beaucoup d'appelés , peu d'élus.*

Dois-je donc passer sous silence ce jeune docteur qui, comprimant les tumultueux désirs de son âme , se condamne à la médiocrité et à l'oubli?... Pourquoi lui jeter la pierre? — Dans les cités, ses anciens condisciples, poussés par une noble émulation, par une légitime ambition de dépasser leurs égaux, sont tenus pour ainsi dire de se mettre au courant de la science, de connaître son dernier secret, de savoir son dernier mot. Ils le peuvent: ils se font recevoir membres d'une société médicale quelconque; ils présentent des observations, des mémoires; cela les fait connaître. Ils ont le temps de préparer des argumentations dans le silence du cabinet, et peuvent, dans les réunions, faire briller leur savoir, leur esprit même; ils sont entourés d'intelligences capables de les apprécier; ils ont à leur disposition toutes les publications nouvelles, des bibliothèques, etc... — Et lui, pauvre disgracié de la fortune, il a la douleur de se voir incompris, et il n'a pour toute ressource qu'un abonnement à une gazette médicale qui ne lui envoie que les échos affaiblis des discussions et des découvertes scientifiques. Et souvent, quand vient le soir, le repos au lit lui serait plus profitable que la lecture de la gazette. Que si, surmontant la fatigue, il en parcourt les colonnes, et qu'il y rencontre un nom connu autrefois, cette pensée pleine d'amertume lui vient à l'esprit : il aurait pu, si les circonstances l'eussent favorisé, avoir aussi bien que *lui* une position enviée, un avenir riche de promesses!...

C'est en vain qu'il voudrait pouvoir consacrer à l'étude une partie de son temps : ses heures sont employées à des courses longues et pénibles. Quelle vie n'est pas la sienne!... L'ouvrier qui rentre chez lui, le soir, puise dans un sommeil non interrompu des forces réparatrices.... Mais lui, à peine a-t-il essuyé la sueur qui couvre son front, à peine a-t-il secoué la poussière du chemin, à peine la fatigue vient-elle de clore ses paupières, qu'il lui faut se remettre en marche.... « Chers confrères des cités, à qui un *Deus* quelconque a départi un coupé bien fermé, une clientèle dorée, qui ne sortez de votre cabinet que pour faire vos visites de par la ville, pensez un peu à lui pendant les nuits glaciales, et dites s'il ne faut pas une grande bêtise ou une abnégation adéquate pour vivre de cette vie, pittoresque si l'on veut, mais infailli- blement accompagnée de son cortége de rhumatismes inglorieux. » (*Gazette médicale de Lyon.*)

Car le médecin de campagne est tout, il doit tout être : médecin, chirurgien, accoucheur, dentiste, phar- macien même au besoin.

Et voilà comment il est presque obligé de perdre peu à peu de vue le côté scientifique, pour ne s'adon- ner qu'au côté vraiment pratique de sa profession. Voilà comment, sans être un savant, il peut néanmoins être un praticien dont les hommes intelligents se plai- sent à reconnaître le mérite.

Mais ces hommes-là sont rares dans la campagne. « L'œuvre du médecin est essentiellement et profon- dément occulte et inaccessible à l'intelligence du vulgaire, et, pour comble de fatalité, ceux-là qui seuls peuvent le juger, ses propres confrères, sont le plus souvent intéressés à le déprécier. » Il se rencontre malheureusement trop souvent plus d'un disciple d'Esculape qui foule aux pieds et la dignité du corps auquel il appartient et les lois d'une bonne confraternité, et duquel nous pouvons dire : *Non dignus est intrare in nostro docto corpore.*

Huxham a dit quelque part : Il suffit d'être le favori de quelque femme à la mode, d'avoir un brillant équipage, d'être l'instrument d'un parti, pour passer pour un habile homme. — Hélas ! pour nous, médecins de campagne, nous n'avons ni femmes à la mode, ni brillant équipage, cela se conçoit ; mais nous avons souvent à lutter contre un parti mû, soit par des opinions politiques, soit par des sentiments de basse jalousie. Et quelquefois alors, ne trouvant pas d'autre chemin pour gagner la faveur du public, un médecin ne craint pas de se faire l'instrument de ce parti.

« Entendez-le, ce médecin : il crie partout que telle maladie n'est rien quand ce n'est pas lui qui la traite ; que cette maladie peut se guérir par le moindre médicament, et cela pour arracher un malade à un autre médecin. Si cela lui réussit, il traite bien ou mal un malade souvent arraché au danger avant son arrivée. Il continue le même langage pendant le premier jour, pour gagner la confiance ; mais si la maladie empire par son propre caractère ou par ses mauvaises manœuvres, dès le second jour il change de ton ; il ose pronostiquer une mort certaine, vu la maladresse du premier médecin. Que le malade se rétablisse, le public dira avec lui que ce médecin l'a guéri malgré tous les inconvénients précédents ; mais, s'il meurt, c'est le premier médecin qui l'a fait mourir, car le second savait dès le premier jour qu'il n'en reviendrait pas, et s'il n'avait rien dit alors. c'était de peur d'alarmer le malade et la famille. » (Zimmermann.)

Je ne citerai pas les mille moyens insidieux, perfides, calomnieux, qu'il met en jeu pour discréditer ses confrères et monopoliser la confiance du public. — J'ai rencontré dans ma vie un de ces hommes, que l'on pourrait considérer comme le type de l'espèce. Il avait l'art de se rendre utile en se mêlant des affaires de ses clients, en les aidant de ses conseils.... Et le peuple des campagnes confond souvent la servilité avec la philanthropie. Qu'arriva-t-il ? ses obséquiétés tournèrent contre lui. Il se perdit lui-même en les flattant à l'extrême, en se pliant trop facilement à tous leurs caprices...., et le jour de la froideur et de l'abandon vint bientôt. Il vit alors qu'il n'avait été que la dupe d'un parti qui, ne pouvant plus se soutenir, lui rendait sa liberté d'action, qu'il avait si facilement abdiquée pour servir ses projets... Ne l'avait-il pas mérité ?....

Le cadre restreint que je me suis imposé, Messieurs, ne me permet pas, à mon grand regret, de m'étendre autant que je le voudrais sur certaines autres particularités de la vie du médecin de campagne.

Vous parlerai-je du *rhabilleur*, auquel on croit

.............Pour traiter la fracture
Un don particulier donné par la nature?......

Vous dirai-je que la majeure partie de votre clientèle sera composée de ces *Sociétés de bienfaisance*, qui sont un bienfait pour tous, excepté pour le médecin, et qui ne suffisent pas à couvrir les frais de l'entretien de votre cheval? — des exigences de ces individus qui, pour les quelques centimes de cotisation qui leur incombent, vous disent superbement : *nous vous payons*?...

Vous rappellerai-je la sordide avarice du paysan, qui ne peut pas comprendre que l'on ne paie le médecin que de ses peines et nullement du service qu'il a rendu, et qu'après les honoraires doit persister encore la dette de la reconnaissance? qui ne sait pas que « nous avons passé des nuits à connaître une science laborieuse et souvent répugnante ; que nous avons consumé notre jeunesse dans les écoles et courbés sur les livres, sans cesse au lit du malade ou dans les amphithéâtres anatomiques » (de Carvalho) ; que souvent, pour lui délivrer cette *ordonnance* qu'il croit toujours payer trop cher, beaucoup ont vendu le verger paternel, quelquefois même leurs derniers livres? Quelques-uns voudront paraître généreux : ils apporteront à votre gouvernante quelque produit de leur champ ou de leur métairie. — Tenez-vous sur vos gardes, Messieurs : ils ont besoin d'être saignés, ils ont pour le moins une molaire cariée...... Pouvez-vous refuser un léger service à ces hommes désintéressés ? Vous auriez mauvaise grâce : exécutez-vous. Mais n'allez pas penser qu'ils se croiront vos obligés ! dans six mois ils parleront encore des primeurs dont ils vous ont fait cadeau. — *Timeo Danaos et dona ferentes.....*

« Après tant de sollicitude, de labeur et d'abnégation, il arrive souvent que celui qui vous doit la vie vous en récompense par l'ingratitude et l'infidélité, et presque toujours alors, pour justifier son manque de cœur et de constance, il aura recours à la diffamation. » (Dr Forget.)

Un autre non moins connu a dit encore : « Savez-vous ce qui tue sourdement un médecin avant son heure sonnée ?.. C'est l'acide venin de l'ingratitude qui détrempe le pain qu'il mange, le pain qu'il a payé avec l'écu dont le public croit avoir payé, lui aussi, sa vie ou sa santé. » (Dr Munaret.)

Heureusement nous finissons toujours par surmonter cette douleur morale qu'elle cause, et peu à peu par ne plus la sentir du tout. Tous les vieux praticiens en arrivent là.

Si, du moins, nous avions la consolation de voir notre labeur rétribué selon sa valeur !—Tous les jours

on rencontre de petits négociants se retirant des affaires après avoir amassé une dot pour leur fille ,
après s'être assuré une vieillesse douce et paisible....
— Mais nous, nous devons marcher sans trêve ni repos jusqu'au dernier jour ; heureux si, à notre heure
suprême, nous pouvons nous endormir de notre dernier sommeil, en laissant notre famille à l'abri du besoin ! Combien ne voyons-nous pas, par la mort de
plusieurs de nos confrères, de veuves laissées dans la
détresse, d'enfants dont l'éducation n'a pu être ache-
vée !.....

Bien plus, cette fatigue incessante use peu à peu
l'organisme, et, jointe aux soucis de l'esprit, amène
une vieillesse prématurée. « Aussi, dit Hoffmann, un
vieux médecin est-il un oiseau rare (*rarissima avis*). »

Ainsi, Messieurs, aucune satisfaction du côté du
cœur, aucun dédommagement du côté de la vie maté-
rielle, une santé presque toujours compromise : voilà
tout ce que la triste réalité a fait succéder aux rêves
de notre jeunesse.

Je ne parle pas des honneurs : ils ne sont point
faits pour nous ; laissons-les à nos confrères des cités,
auxquels il est donné de pouvoir se produire, auxquels il est permis d'approcher des grands. — Pour
nous, nous devons nous borner (et encore n'est-ce
pas élever trop haut notre ambition !) à désirer une
médaille d'encouragement pour la propagation de la
vaccine !...

Il nous est doux d'applaudir aux récompenses décernées au mérite ; mais les honneurs vont quelquefois chercher ailleurs, car « tel qui a griffonné trente ans des phrases culinaires dans son bureau, est retraité, décoré par-dessus le marché ; nous, au bout de ce même espace de temps, nous sommes usés et aussi riches qu'au début de notre carrière. Quant à la décoration, nous n'y songeons seulement pas, sachant bien que la boutonnière d'un médecin de montagnes a trop besoin de son bouton pour pouvoir admettre encore un autre appendice. » *(Gazette médicale de Lyon.)*

Il est temps, Messieurs, de terminer cette causerie.

Qui ne sut se borner ne sut jamais écrire.

Si l'un de vous, je le répète, a eu le courage de me lire jusqu'au bout, je l'en remercie du fond du cœur : c'est la seule satisfaction que j'ambitionne.

Mais avant de nous quitter, ô mes futurs confrères, laissez-moi presser vos mains dans les miennes, et recevez avec cette cordiale étreinte tous les vœux que je forme pour que votre clientèle ne ressemble pas à celle dont j'ai tâché de vous faire l'esquisse. Puissiez-vous, durant la longue carrière qu'il vous reste à parcourir, n'avoir jamais à vous souvenir de ces quelques pages de la vie d'

Un Médecin de campagne.